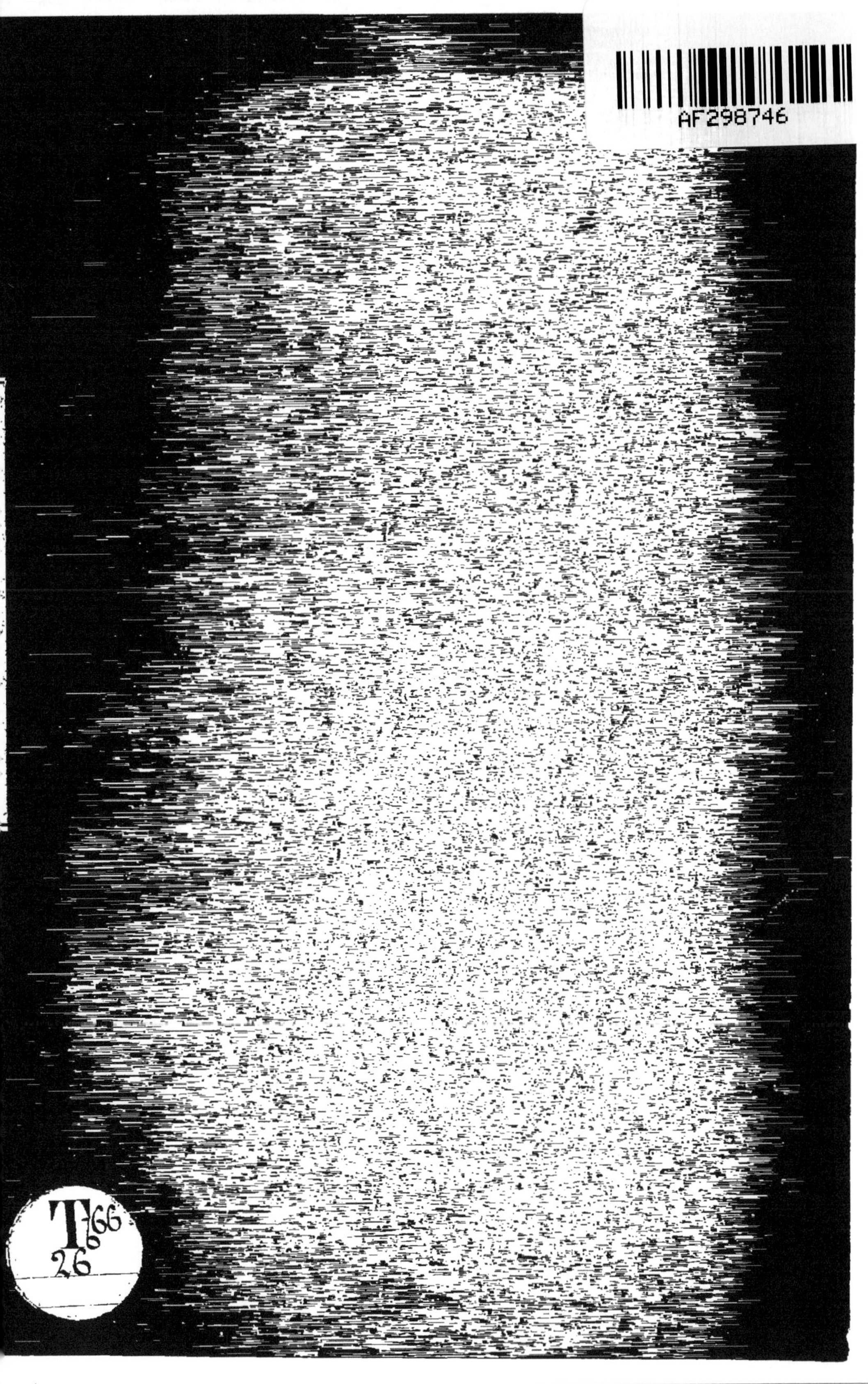

DE L'ORGANE

DE LA

PAROLE INTERNE

PAR

LE DOCTEUR LOUIS PROFUMO.

In principio erat verbum.
(Évangile de saint Jean.)

DEUXIÈME ÉDITION.

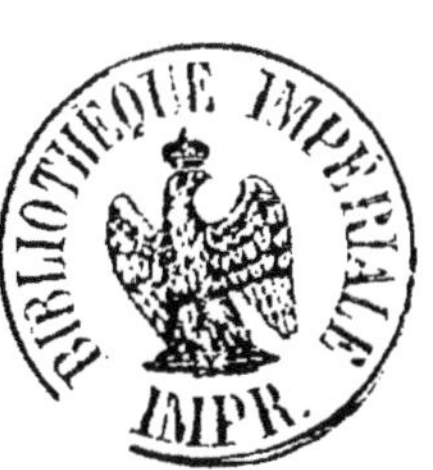

PARIS

IMPRIMERIE DE PILLET FILS AÎNÉ, RUE DES GRANDS-AUGUSTINS, 5.

1860.

DE L'ORGANE

DE LA

PAROLE INTERNE[1]

In principio erat verbum.
(Évangile de saint Jean.)

INTRODUCTION.

On n'ignorait pas en physiologie cérébrale que le siége de la pensée était dans la partie antérieure et supérieure du cerveau ; c'est même le seul fait clair et sûr dans l'obscurité et le doute qui font de la physiologie psychologique du cerveau une science au moins bien problématique. En vérité, le peu de développement de la portion antérieure du cerveau chez les idiots, la perte ou la diminution de l'intelligence par suite de lésions mécaniques, chutes, blessures à la région frontale, ou par suite de tubercules ou épanchement dans la portion antérieure du cerveau, prouvent même trop la vérité de cette assertion. Elle est plus qu'une hypothèse de phrénologie; c'est un fait de physiologie aussi positif, plus peut-être que la décarbonisation du sang dans les poumons. Je dirai encore que lorsque nous pensons, nous sentons que nous pensons dans la moitié antérieure du cerveau.

---

1. C'est la traduction perfectionnée de mon mémoire en latin sur le même sujet, publié à Paris par les frères Firmin Didot.

Eh bien! moi, je soutiens que lorsque nous sentons que la pensée se fait dans la moitié antérieure du cerveau, il y a là une chose qui nous échappe : or, cette chose, c'est que la pensée se compose d'autant de mots intérieurs produits par un organe de la parole interne que tous, hommes, nous avons dans cette partie. J'ai voulu nettement exposer mon opinion d'abord, surtout à cause des fausses idées que des savants, même de premier ordre, d'Allemagne, de France et d'Italie, se sont faits sur ma brochure latine, dont ce mémoire est la traduction perfectionnée. Ainsi un physiologiste éminent, le professeur Flourens, dans une lettre qu'il a eu l'extrême bienveillance de m'écrire, me dit qu'il a toujours cru que la force de penser a son siége dans la moitié antérieure du cerveau. Or, je n'ai voulu nullement démontrer cette vérité, que tous les savants, je dirai même tous les hommes qui pensent, admettent avec l'illustre Flourens. Le but de mon travail, c'est de démontrer l'existence dans la moitié antérieure du cerveau d'un organe de la parole interne. Je dis organe de la parole interne et pas organe interne de la parole; c'est que j'entends parler non d'un organe qui a relation à la parole qui sort de la bouche, mais d'un organe qui produit la parole intérieure, des mots intus-cérébraux, dont la pensée est la synthèse. Je viens, en un mot, décomposer la pensée en autant de mots intérieurs qui deviennent pensée dans le *moi*.

En philosophie il y a des antécédents sur cette idée; c'est l'école nominaliste de Okam.

En physiologie, beaucoup de savants se sont approchés de cette vérité, personne ne l'a vue avant moi. Ainsi, il y a quelque chose dans les travaux de Gall qui est un pas vers cette idée; puis, le professeur Bouillaud, en se proposant tout un autre but, s'est encore beaucoup approché de cette découverte, qu'on me passe le mot. Mais Bouillaud s'est arrêté à voir dans les lobes antérieurs du cerveau l'organe qui produit l'articulation de la parole buccale, et qui en règle et coordonne les mouvements. J'ai dit parole buccale, qui est la parole extérieure, pour la distinguer de la parole cérébrale, qui est intérieure. Avec la première nous parlons aux autres; avec la seconde nous parlons à nous-mêmes. Or lorsque nous pensons, nous parlons à nous-mêmes.

Mais pour revenir à Bouillaud, qui s'occupait seulement de la parole extérieure, il lut un mémoire sur ce sujet à l'Académie de médecine de Paris, le 22 février et le 7 mars 1848. Il avait déjà lu à la même Académie un autre mémoire ayant pour titre : *Recherches cliniques pour démontrer que la perte de la parole est la suite de la lésion des lobes antérieurs du cerveau, et pour confirmer l'opinion du docteur Gall, que les lobes antérieurs du cerveau renferment l'organe de la parole articulée.* Enfin le même Bouillaud, 29 octobre 1839, lut à la même Académie un autre mémoire sur le même sujet. Cruveilhier et Andral firent une très-forte opposition à Bouillaud, mais n'infirmèrent en rien la valeur de l'assertion de Bouillaud, appuyée qu'elle était sur bien des faits cliniques et d'anatomie pathologique. Heureusement, les grands noms ne peuvent pas annuler de grandes vérités, lorsqu'elles sont soutenues par des faits, et des faits certains, clairs et concluants.

Je le déclare bien, Bouillaud et moi nous nous sommes occupés de deux choses bien diverses : lui d'un organe coordonnateur des mouvements de la parole articulée (parole extérieure, buccale, parole de relation); moi, d'un organe de la parole intérieure, cérébrale, parole de la pensée. Mais comme ces deux organes se trouveraient l'un et l'autre dans la moitié antérieure du cerveau, et comme tout se relie dans la science et dans l'homme, j'ai voulu parler ici des travaux de Bouillaud, et aussi un peu pour lui rendre justice, si, peut-être, en lisant ses mémoires sur l'organe articulateur de la parole extérieure, j'ai eu l'idée d'un organe producteur d'une parole intérieure. Mais mon organe de la parole intérieure est tout autre chose que son organe intérieur de la parole.

Enfin, dans ces dernières années, le célèbre professeur Flourens et les savants aliénistes Lélut et Parchappe se sont tellement approchés de mon idée, que je suis étonné qu'ils n'aient nettement formulé la théorie d'un organe producteur de la parole intérieure.

Aussi, je n'ai rien trouvé, ni dans le *Traité de physiologie* de Burdach, ni dans le *Manuel de physiologie* de Muller, qui m'eût pu faire soupçonner ce fait, avant d'en avoir eu moi-même l'idée. Mais une fois que je l'avais clairement formulée dans ma tête, il me semble qu'elle se trouvait dans leurs ouvrages, au moins à l'état latent.

MA DÉCOUVERTE.

Je formule nettement ma théorie sur l'organe de la parole intérieure : de même que l'homme a un organe de la parole extérieure formé par la langue, la bouche, les dents, et les muscles et nerfs correspondants, toutes parties qui transforment la voix faite par le larynx en parole qui se fait dans la bouche : il y a aussi en tout homme un organe de la parole intérieure qui forme également des paroles articulées dans la moitié antérieure du cerveau.

Mais la parole de la bouche se fait entendre aux autres, tandis que la parole du cerveau n'est aperçue que seulement par le même individu qui la produit, et même dans l'état normal elle fait impression sur le *moi* sans qu'il en ait conscience.

Quant au siége de cet organe, il est certainement dans la partie antérieure et supérieure du cerveau ; mes expériences ne permettent pas de le localiser avec plus de précision. Au contraire, je soupçonne que quelques autres parties contenues dans la tête, comme la trompe d'Eustache, l'antre d'Hygmore et les fosses nasales ne soient tout à fait sans coopération à la formation, je dirai mieux, à la transmission de cette parole, de la moitié antérieure du cerveau au *moi* individuel. Or le *moi* individuel, dernier résultat psychique de l'organisme humain, ne se révèle à lui-même que dans la tète.

Je dis que la pensée humaine, en dernière analyse, n'est que la série très-rapide des mots intérieurs transmis de l'organe de la parole cérébrale au *moi* individuel, que je place aussi dans le cerveau. Cette transmission se ferait au moyen d'un courant nerveux tellement rapide que (sans un état anormal dans lequel ce courant se ralentit et l'organe de la parole cérébrale fonctionne plus lentement) le *moi* individuel ne s'aperçoit pas de cette série de mots intus-cérébraux, mais sent seulement la dernière impression de ces phrases intus-cérébrales sur lui-même. Or cette dernière impression, ou mieux le résultat de cette dernière impression du discours cérébral sur le *moi*, c'est la pensée.

Mais avant d'exposer les expériences physiologiques que j'ai faites sur cet objet, il faut que je raconte de quelle manière cette idée d'un organe de la parole cérébrale s'est introduite dans mon cerveau, et comme je me suis résolu à faire des expériences douloureuses, dangereuses et ennuyeuses.

ANTÉCÉDENTS DE MA DÉCOUVERTE.

Plusieurs fois j'avais observé que dans quelques états de faiblesse pendant les convalescences de graves maladies eues par moi, je pouvais me rendre compte du mécanisme intérieur de ma pensée, que je voyais se décomposer en autant de paroles extérieures que mes oreilles entendaient parfaitement, et avec lesquelles je formais, avec beaucoup de peine et bien lentement, une idée.

Mais étant encore plus faible, je m'apercevais que ces paroles intérieures, au lieu de se suivre l'une à l'autre promptement, comme dans le cas précédent, laissaient entre elles de tels intervalles, que ne pouvant former que des phrases décousues, je n'avais que des fractions incohérentes de pensée.

Enfin, dans un état de faiblesse générale et cérébrale encore plus grande, je n'avais pas même ces paroles détachées dans mon cerveau ; dans ce dernier cas j'étais dans l'impuissance complète de penser.

Mais sur ces faits particuliers, lesquels pouvaient bien être une illusion de ma part, ou bien un état anormal de mon cerveau, je ne pouvais tellement me fonder jusqu'à aller faire des expériences ennuyeuses, douloureuses et dangereuses sur moi-même.

Voici ce qui me décida à les faire.

Vers le commencement de l'année 1857 j'eus à traiter un malade qui, depuis plusieurs années d'abus et d'excès dans sa vie matérielle et de chagrins et de soucis dans sa vie psychique, commençait à être attaqué par une monomanie suicide.

Ses forces physiques étaient bien affaiblies, il avait une grande faiblesse musculaire dans les bras et dans les jambes, et une grande tendance au repos et au sommeil. Avec cela sa digestion était mauvaise, sa vue très-faible.

Mais dans son cerveau, outre cette monomanie suicide caracté-

risée par un dégoût de la vie bien prouoncé et de fréquentes en-
vies d'y mettre un terme volontairement; outre cette monomanie
qui reposait sur un fond de faiblesse matérielle, il y avait encore
une autre chose.

Il me disait que depuis quelques années il avait remarqué qu'à
mesure que sa maladie cérébro-psychique augmentait, sa pensée
se décomposait en autant de mots intérieurs qu'il sentait se suivre
l'un à l'autre dans la partie antérieure de son cerveau, de manière
qu'après quelques mois ces mots intérieurs se produisaient si
lentement, que pendant que d'un côté il s'apercevait que sa
pensée n'était que le résultat de leur impression sur son individualité psychique, de l'autre côté cette lenteur dans le mécanisme
de la formation de la parole cérébrale était arrivée à un tel degré
qu'il lui fallait bien du temps avant qu'il pût transformer en idée
cet ensemble de mots intérieurs qui devaient la composer.

Enfin, deux mois avant de me consulter, l'état de son cerveau
avait tellement empiré, que la suite des mots intérieurs consti-
tuant une idée était souvent interrompue, de sorte qu'il n'avait
plus d'idées complètes, mais à leur place des fractions décousues
d'idée. A mesure qu'il prenait du phosphore (le seul remède que
je lui ai donné avec le plus grand succès, secondé d'un régime
approprié à son état), à mesure, dis-je, qu'il prenait ce médicament l'état de sa pensée s'améliorait graduellement, toujours en
remontant par les mèmes degrés que sa pensée avait parcouru
pour descendre jusqu'à cette dernière dégradation de sa faculté de
penser que je viens d'avoir décrit. De sorte que ces mots intus-
cérébraux (espèce de matière psychique que l'homme transforme
en pensée) recommencèrent à se suivre si rapidement dans la
moitié antérieure de son cerveau, qu'il n'apercevait plus leur
succession, c'est-à-dire le mécanisme de l'organe de la parole
intérieure, comme il lui arrivait avant par suite du ralentissement
de ce mécanisme; conséquence de la faiblesse générale de l'organisme de cet individu, dans lequel la force vitale avait encore
plus diminué dans le cerveau qu'en d'autres organes.

Quant à sa monomanie suicide elle était aussi diminuée, de
sorte qu'elle était réduite à ce dégoût de la vie raisonnable et rai-
sonné, que certaines âmes d'élite ont bien à raison dans ce monde;

dans lequel le rôle d'honnête homme c'est le plus bête de rôle ; et qui fait tant rire à tous ceux qui y ont le rôle de bêtes.

MES EXPÉRIENCES.

J'ai pendant une nuit entière gardé sur mon front et sur toute la moitié antérieure du crâne du linge imbibé d'une solution alcoolique très-concentrée de belladone. Le jour suivant, je me trouvais tout à fait en état d'assister au mécanisme ralenti de ma pensée, tellement l'activité déprimante de la belladone avait ralenti le mécanisme de l'organe de la parole interne, dont le produit final c'est la pensée ; résultat de l'impression des mots cérébraux sur le *moi*. Il va sans dire que ce jour-là je me trouvais parfaitement dans le cas de mon client, c'est-à-dire que je ne pouvais penser sans parler à moi-même dans ma tête. Or dans l'état normal aussi, nous sommes obligés de parler à nous-mêmes dans notre tête pour penser ; mais alors le cours des mots intérieurs est tellement rapide, que ce mécanisme nous échappe. Lorsque notre cerveau est dans l'état normal et qu'il n'est pas affaibli par une cause quelconque, alors nous ne nous rendons pas compte de ce mécanisme producteur de mots qui produisent la pensée ; mais une fois le cerveau affaibli, l'organe de la parole cérébrale devient faible à son tour et il produit les mots assez lentement pour qu'ils soient aperçus par le *moi*.

C'est ici comme une roue de voiture qui, dans son mouvement ralenti, laisse voir les rais que dans un mouvement plus rapide on n'aperçoit plus ; ou comme un fil de fer rouge auquel on imprime un très-rapide mouvement circulaire. Le mouvement ralenti, on voit que c'est un fil de fer ; or le fil de fer c'est l'organe cérébral de la parole ; le cercle rouge c'est la pensée.

Ce que j'ai encore observé, c'est que ce jour-là je n'avais pas de pensées involontaires.

J'ai voulu répéter la même expérience sur la moitié postérieure du crâne après l'avoir fait raser. Mais l'application de la belladone n'y a rien produit, sauf des phénomènes d'affaiblissement général dus à son action délétère.

Je ne dirai rien de quelques symptômes généraux de la belladonc que j'ai éprouvés, puisqu'ils n'ajoutent rien à l'argument de physiologie cérébrale dont il est question ici.

Certainement, dans toutes mes expériences avec la belladone appliquée au crâne, je tombais dans un état de trouble cérébral, qui avait la même durée et la même intensité dans l'application de la belladone, soit à la moitié antérieure, soit à la moitié postérieure du crâne. Aussi dans l'une et l'autre expérience je sentais me venir une hilarité sotte et morbide, laquelle pourtant en moi (peu sensible aux médicaments même toxiques et à doses fortes) n'arrivait pas à constituer cette espèce de délire gai, que Hahnemann et après lui beaucoup d'autres ont vu suivre à l'ingestion de doses toxiques de belladone. C'est un délire gai et chantant, comme celui du stramonium est furieux, et celui de l'hyosciamine est un délire tranquille : à quoi tiennent ces différences de délire ?

Mais laissons des recherches déplacées et revenons à notre sujet. J'eus l'idée de faire une expérience encore plus décisive, en découvrant de l'épiderme la moitié antérieure du crâne au moyen d'un vésicatoire, mais sans aucun succès ; car quelques minutes après l'application de la belladone, ses symptômes toxiques se manifestèrent si fortement que je fus obligé de recourir à un antidote que j'ai trouvé bon dans d'autres expériences faites avec la belladone, c'est-à-dire le vin de Bordeaux.

Ces symptômes toxiques étaient les suivants : perte totale de la vue, convulsions cloniques, et une sensation de nullité qui touchait de très-près à la perte du sentiment d'exister. Tous ces symptômes furent détruits comme par enchantement par le vin de Bordeaux.

Mais il fallait contrôler cette expérience avec une autre faite avec un médicament excitant. Le jour après j'ai fait usage du phosphore en frictions alcooliques sur les éminences frontales. Ici l'effet fut d'autant plus décisif que, par l'effet de la belladone du jour précédent, j'étais parfaitement dans l'état de mon client avant qu'il prît le phosphore, c'est-à-dire que je ne pouvais penser sans me parler à moi-même dans ma tête. Et bien, cinq minutes après les frictions de phosphore, ma pensée était tout à fait réorganisée ; ce qui pour moi prouve que le phosphore avait ranimé le courant nerveux qui donne l'impulsion à l'organe de la parole interne.

De sorte que les mots intérieurs se produisaient désormais avec une telle rapidité que l'individu ne pouvait pas les apercevoir, ce qui est l'état normal de la pensée humaine considérée physiologiquement.

Dans ce cas, le courant nerveux était un conducteur très-rapide de la parole interne au *moi*, trop rapide pour que celui-ci s'aperçoive de ce mécanisme, qui ne lui échappe pas une fois ralenti. Mais s'il est trop ralenti, alors il arrive des interruptions dans la pensée, par suite de phrases manquées du *logos* intus-cérébral.

Je le répète encore : après la belladone et avant le phosphore, ma pensée se formait si lentement qu'il m'était donné d'assister à sa formation, que je voyais se faire par autant de mots intérieurs qui allaient de la moitié antérieure de mon cerveau au *moi*. Après le phosphore, ma pensée se formait sans que je m'aperçusse de tout cela.

J'ai voulu aussi répéter l'expérience du phosphore avec le vésicatoire ; mais je n'y ai gagné qu'une inflammation locale et une brusque impulsion du temple de Minerve à celui de Vénus.

C'est ici que je répondrai en peu de mots à certaines objections qui me sont venues, d'Allemagne surtout ; car c'est surtout en Allemagne qu'on a pris en considération mon idée ; la patrie de la pensée ne pouvait pas se contenter d'une sotte risée à propos d'un fou qui prétendait à rien moins qu'à décomposer cette pensée en autant de mots intérieurs. Orgueilleuse pensée humaine, par laquelle l'homme se croit différer d'un cheval et d'un chou par quelque autre chose que la diverse organisation matérielle. Oui, l'orang-outang et le chimpanzé ne penseront jamais ; mais non parce qu'ils n'ont pas la pensée de l'âme, mais plus vraiment parce qu'ils n'ont pas l'organe de la pensée. Il n'y a qu'une âme du monde ; tous les êtres sont des atomes d'elle à individualité provisoire qui sont dans les plantes, sentent dans les animaux, pensent dans les hommes. Les atomes étant les mêmes en eux, ils ne sont plus les mêmes dans les organisations différentes.

Mais laissons ces idées, et venons à la réfutation des objections.

PREMIÈRE OBJECTION.

C'est une illusion individuelle.

RÉPONSE.

Que des autres répètent mes expériences. Mais jusqu'à ce que je serai seul à les avoir faites, je me croirai le seul juge et maître dans ce terrain inconnu et vierge que personne ne veut défricher.

DEUXIÈME OBJECTION.

Votre cerveau n'est pas en état normal.

RÉPONSE.

Que les sages et les savants répètent mes expériences; autrement la raison sera aux fous, ce qui ne serait pas le premier exemple en ce genre.

TROISIÈME OBJECTION.

Vous déduisez une théorie de physiologie normale d'un fait anormal de pathologie; car votre sujet était un monomane, et vous étiez sous l'influence délétère de la belladone.

RÉPONSE.

Je réponds que nous avons en physiologie bien des théories sûres et reçues, qui n'ont été démontrées que par des faits morbides. C'est ainsi qu'on a découvert la sensibilité des tendons et de la plèvre. Encore presque toutes les expériences sur les animaux dans lesquelles on coupe des nerfs, sont sujettes à cette objection.

QUATRIÈME OBJECTION.

La production des mots intérieurs c'est un effort supplémentaire de l'âme pour penser, lorsqu'elle est trop faible pour penser sans mots.

RÉPONSE.

L'âme faible n'existe pas; l'âme n'est ni faible ni forte; ou mieux, l'âme est faible dans un cerveau faible ou mal organisé et forte dans un cerveau fort et bien organisé. Et c'est un état de faiblesse cérébrale qui fait que l'âme connaisse que pour penser elle a besoin de se parler à elle-même dans le cerveau.

CONCLUSION.

L'enfant ne pense pas avant de parler. La parole est transmise de l'homme à l'enfant; celui-ci par la langue la transmet au cerveau, et là elle devient pensée lorsque l'organe de la parole intérieure, tant par l'âge que par l'excitation que lui a imprimé la parole extérieure, est parvenu à ce degré de développement physiologique qu'il puisse former et réciter une série de mots au *moi* individuel, qui les tranformera en pensée. La pensée humaine n'est donc que l'impression produite sur le *moi* par les mots qui lui viennent de l'organe de la parole intérieure, et cette parole devient idée dans le *moi*. (το εγω des philosophes allemands).

Mais j'entends seulement la pensée des choses abstraites; quant au souvenir des choses visibles et à celui des sons, je ne vais pas jusque-là. Seulement mon sens intime, et c'est bien le sens intime qui donne quelque lumière dans ces matières-là, me porte à croire que chaque homme a dans son cerveau un organe d'optique reproducteur des choses vues, et un organe d'acoustique reproducteur des mélodies connues.

Voilà le fait et les conséquences que j'en tire. Si l'Italie et la France rient de mon illusion, j'en appellerai à la profonde Allemagne. Et si celle-ci en rie aussi, qu'on ne pense pas que je renonce au jugement de la postérité; j'entends au contraire lancer mon idée comme une pierre dans l'abîme du problème de la logogénèse cérébrale; et comme plusieurs pierres lancées successivement par plusieurs hommes peuvent en un siècle combler un abîme, dont le fond n'est pas à nier par la seule raison qu'on ne le voit pas, de même d'autres idées et d'autres faits qui pourront être émis après moi par d'autres hommes, pourront confirmer et compléter successivement mon opinion.

Avec ça qu'on ne pense pas qu'en cas de non acceptation de mon travail de la part de l'Europe savante, j'aie la sotte et orgueilleuse idée de me poser en martyr de la vérité.

Au contraire, je commencerai à douter de la vérité de mon opinion.

Mais j'aurais jeté mon idée dans cet océan sans bornes de la pensée humaine où toutes les pensées des hommes vont aboutir.

Si l'idée est fausse, elle ne produira rien. Si elle est vraie, un autre la développera et la fera triompher.

Car les illusions sont humaines, les découvertes sont divines.

C'est Dieu, la pensée qui produit les pensées, qui dans son incubation, ou son état latent qui est l'humanité, se manifeste de temps à autre par des idées qu'on croit humaines, seulement parce que pour passer de l'état potentiel à l'état de fait, elles ont dû s'individualiser chez Galilée ou Newton, chez Cesalpin ou Harvey.

NOTE AJOUTÉE A CETTE SECONDE ÉDITION.

Ma formule serait en italien celle-ci : *La parola trasforma l'io in pensante;* ou cette autre : *Il pensiero é la parola pensata.*

Les Grecs avaient le même mot, *logos*, pour signifier parole et pensée. L'auteur des *Études philosophiques sur le Christianisme*, Nicolas, admet aussi avec moi que la pensée est un effet de la parole. Mais ce philosophe éminent, imbu qu'il est des préjugés cléricaux, a tranché la question par la révélation.

Un célèbre savant allemand, très-compétent en ces choses, le professeur Oppolzer, dans le n° 12 de la *Wiener Medizinische Wachenschrift*, en parlant des embolies, dit ce qui suit :

« Dans ce cas là, ou un cal ou une cyste s'est formée dans le cerveau, c'est spécialement le changement du langage que nous devons regarder, parce que nous l'avons observé dans la plupart de nos cas. C'est que ces malades ont oublié pour la plupart leur langage, après avoir repris connaissance. (Conscience d'exister). Ils se servent, pour indiquer les objets, d'expressions formées par eux-mêmes, et tout à fait inintelligibles pour les autres. Jusqu'ici, on n'a pas décidé quelle est la cause de ce changement dans le langage. Je crois qu'il doit être en rapport intime avec le siége de l'embolie, parce qu'il se montre toujours davantage selon nos expériences, que le langage possède dans le cerveau un centre particulier, qui n'est pas du tout le même que le centre de l'articulation des organes du langage. »

A mon avis, le professeur Oppolzer est celui qui s'est approché le plus de ma découverte, quoiqu'il en soit encore bien loin. Qu'il répète et fasse répéter mes expériences ; je lui céderai même la priorité, moi petit médecin, assez fou pour penser à Naples.

Je fais le plus grand cas de l'observation et de l'observateur : c'est mon savant ami et confrère, le docteur Binz, à qui je la dois, ainsi que sa traduction exacte de l'allemand.

Enfin, je ne laisserai pas sans remercîmens deux très-savants médecins de Naples, les docteurs Prudente et Antoine de Martini, qui m'ont encouragé dans mes travaux.

Depuis que la méthode expérimentale a fait de la physiologie une science d'observation, il est interdit d'accepter ou de rejeter les théories nouvelles sans avoir fait et examiné les expériences qui doivent les soutenir. Qu'on répète mes expériences !

OFUMO.